ESQUISSE

SUR LE

CHOLERA-MORBUS,

OU

LES EXHALAISONS QUI PRODUISENT LES MALADIES DONT LE NORD NOUS MENACE,

ET

Quels sont les Moyens réactifs les plus puissans qu'on puisse lui opposer,

Par LIÉBER DE THANN, Chimiste.

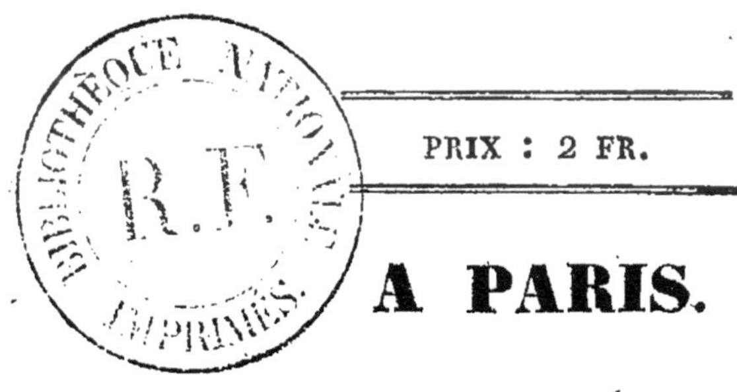

PRIX : 2 FR.

A PARIS.

ESQUISSE

SUR LE

CHOLERA-MORBUS.

CE QUI LE PRODUIT,

S'IL PEUT S'ÉTENDRE,

Et quels sont les moyens réactifs les plus puissans qu'on puisse lui opposer,

ACCOMPAGNÉ D'UN APERÇU

Sur la nouvelle Méthode de traiter avec un succès complet, les douleurs les plus cruelles et les plus insupportables, DE QUELQUE NOM QU'ON VEUILLE LES DÉSIGNER.

Cette nouvelle Méthode se recommande d'une manière spéciale à MM. les Médccins.

PAR [illegible].-A. **LIEBER**, CHIMISTE.

A Paris,

IMPRIMERIE DE J.-S. CORDIER FILS,

RUE THÉVENOT, N°. 8.

1831.

SUR

LE CHOLÉRA-MORBUS,

OU

CES EXHALAISONS

QUI PRODUISENT LES MALADIES DONT LE NORD NOUS MENACE.

Je dirai sans périphrase qu'on sait aujourd'hui, d'une manière positive, que le *Cholera-morbus* est produit par une émanation qui se fixe dans l'air atmosphérique, laquelle a son influence mortifère sur l'esprit vital. On sait que cette émanation peut se répandre d'un jour à l'autre par une réaction élémentaire : on sait toutefois qu'elle doit être moins à redouter, si elle ne se combine avec une autre émanation, qui seule n'aurait pas eu assez d'intensité, et fût restée sans effet cachée à l'œil observateur. On sait que la réunion de quelques miasmes, produite par les exhalaisons journalières qui s'élèvent de la terre, pourrait seule le faire développer, et qu'en temps de guerre et même après, il y a probabilité pour qu'il en soit ainsi.

On sait aussi que tous les remèdes internes qu'on pourrait administrer à ceux qui en sont atteints, seraient infructueux ; ce qui est démontré clairement et avec un talent qui fait honneur aux médecins, auteurs du Rapport publié à Varsovie, le 27 juin 1831, concernant les cholériques, et que je citerai textuellement.

RAPPORT.

« Le docteur Antommarchi vient de faire pu-
» blier l'article suivant sur le Cholera :

« Le moment me paraît favorable pour publier
» quelques observations sur le cholera-morbus
» qui a régné spécialement sur ces contrées. On
» connaissait le cholera-morbus et ses ravages dans
» les Indes, mais il était inconnu en Europe. Plu-
» sieurs médecins se sont occupés de cette mala-
» die, et nous ont transmis leurs observations.
» Mais, ayant débordé l'Asie pour inonder nos
» régions, le cholera forme aujourd'hui l'objet de
» nos sérieuses réflexions. En voici une esquisse :

» Le pouls et la chaleur animale sur les cholé-
» riques disparaissent, pour faire place à la livi-
» dité et au froid glacial du corps. En même
» temps, anxiété extrême, voix très-faible, rau-
» que, cholérique, stupeur générale, suspension
» des fonctions animales, et la mort.

» *Autopsie.* Aucune lésion organique remar-
» quable n'existe chez les cholériques. Le sac du
» péricarde contient peu ou point de liquide sé-

» reux ; le cœur mou et flasque renferme, ainsi que
» les gros vaisseaux sanguins adjacens, du sang très-
» noir, liquide, visqueux, et de la substance al-
» bumineuse ou polypeuse en grande quantité.
» Les cavités droites du cœur et le système veineux
» en général sont gorgés de sang. Ceux des cho-
» lériques qui échappent à la mort, restent en
» butte aux plus graves désordres ; les engorge-
» mens, les infiltrations des tissus et des viscères,
» l'ascite, l'hydrothorax, l'anasarque, etc., sont
» souvent la suite fâcheuse du cholera. Il est à
» remarquer que les mêmes symptômes et les
» mêmes désordres existant chez les cholériques
» se font remarquer aussi chez les asphyxiés et
» chez les individus affectés de certaines lésions
» organiques du cœur et des gros vaisseaux san-
» guins adjacens. Dans ces différens cas, la circu-
» lation sanguine se concentre vers le cœur, et
» tient en suspens la vie.

» De nombreuses expériences faites sur un très-
» grand nombre d'animaux prouvent que le cœur
» chez les asphyxiés est toujours mou et flasque ;
» que du sang très-noir et visqueux remplit les ca-
» vités cardiaques et le système veineux en général ;
» que le système capillaire, artériel et veineux, en
» est aussi gorgé ; et que l'appareil respiratoire est
» rempli de sang veineux et de mucosité plus ou
» moins sanguinolente, visqueuse et écumante. Les
» individus morts suffoqués, ou subitement par lé-

» sion organique du cœur, etc., offrent à-peu-près » les mêmes faits anatomiques que l'on remarque » chez les asphyxiés et chez les cholériques.

« Ainsi, par toutes ces observations positives, » il paraît prouvé que le siége du cholera est es- » sentiellement dans le cœur, et qu'il n'affecte que » cet organe lui-même; ce qui pourrait faire dé- » finir le cholera : l'asphyxie du cœur; que chez » les cholériques, comme chez les asphyxiés, la » sanguification et l'oxigénation du sang artériel » sont suspendues; que le sang pulmonaire re- » fluant au cœur dépourvu d'oxigène et du prin- » cipe vital, ne faisant plus sur lui la même im- » pression contractile, le mouvement du cœur » s'arrête, et l'animal meurt immédiatement. On » connait très-bien l'action mortelle des mouffettes » etc., etc., sur les animaux; mais il nous reste » à étudier et à connaître encore l'agent morbi- » fique du cholera-morbus sur le cœur et sur la » circulation sanguine pulmonaire. L'appareil cé- » rébro-spinal est étranger au cholera, comme il » est étranger dans l'asphyxie, et généralement » dans les lésions organiques du cœur. Les belles » expériences de Haller, de Mascagni et les miennes » à cet égard, prouvent suffisamment cette vérité. » Chez les enfans nés acéphales, on voit aussi clai- » rement que le cœur et la circulation sanguine » sont en pleine activité, et qu'ils vivent à leur aise

» et se développent parfaitement dans le sein maternel, sans qu'il existe chez eux nul vestige de l'appareil cérébro-spinal.

» Or, c'est en se rendant compte du mal, qu'on peut faire des indications rationnelles : ainsi, après avoir émis les principes anatomiques et physiologiques sus-énoncés, je me suis déterminé à donner mon opinion sur le traitement à suivre dans le véritable cholera-morbus. L'individu saisi du cholera tombe dans un état de stupeur générale; le pouls, la respiration, le mouvement, et enfin toutes les fonctions animales sont anéanties. L'estomac et les intestins sont eux-mêmes hors d'état d'agir. Par conséquent, les indications médicales faites à l'intérieur seront au moins inutiles.

» Les autopsies cadavériques des cholériques le prouvent assez; tous les remèdes introduits dans l'estomac s'y trouvent, sans avoir été dissous ni altérés aucunement.

» Quant à moi, je crois nécessaire d'employer tous les moyens possibles pour remonter la vie, en activant la circulation sanguine et la chaleur animale. En conséquence, il faut échauffer les cholériques, en les enveloppant dans des linges et dans des couvertures de laine chaudes, leur frictionner le corps à chaud, leur donner des bains tièdes de 28 à 30 degrés (therm. de Réaumur), leur appliquer de nombreuses ventouses

» sur la poitrine, le long du dos et sur la région « épigastrique, des sinapismes aux membres, le » moxa sur toute la région épigastrique ; des bois- » sons et des lavemens chauds doivent être très- » efficaces pour le traitement des cholériques. »

Varsovie, le 27 juin 1831.

Signé, le docteur ANTOMMARCHI,

Médecin de l'empereur Napoléon à Sainte-Hélène, et inspecteur-général des hôpitaux militaires en Pologne.

Ainsi, il est constant que ce n'est qu'en ranimant la vie, en activant la circulation sanguine et la chaleur animale, comme le dit très-bien le docteur Antommarchi, qu'on peut traiter les cholériques avec succès, mais que les moyens indiqués dans cette dissertation sont évidemment insuffisans comme remède éradicatif, surtout quand la position du cholérique est devenue grave. Je vais (et je m'appuie sur les mêmes principes mis en avant par les susdits médecins) en expliquer la raison :

Les sinapismes, les ventouses, les bains et les frictions à chaud ne pouvant qu'échauffer l'animal (1) pour un instant, et affaiblir cet être malheureux qui n'est déjà que trop abattu par la maladie, ne peuvent agir sur le cholérique que momentanément, et doivent être souvent entièrement impuissans.

Quoiqu'éloigné du théâtre du malheur, je vais examiner de près la cause du mal, et je reviendrai sur les moyens de guérison.

Un certain nombre d'expériences que j'ai faites depuis longues années pourra, je crois, jeter un grand jour sur la matière, dans l'intérêt des cholériques.

ATTAQUE

De l'Emanation, etc., etc.

Que l'émanation morbifique attaque toujours de préférence les personnes qui y ont plus ou moins de prédisposition, cela se conçoit : ces personnes sont celles dont le sang privé de vigueur et de consistance est en irritation, et dont l'ame est d'avance plus ou moins disposée à s'ébranler dans son siége : car tant que le sang est doux, persistant et en vigueur, non seulement il ne produit aucun mauvais effet, mais il retient même

---

(1) On a dit quelque part : *La bête morte, le venin mort* ; ce qui serait une question à traiter à part.

Je me bornerai à faire observer que l'auteur supposerait que le venin est dans l'esprit vital, ce qui révolterait jusqu'au créateur.

et avec force l'ame, qui résiste à son tour avec opiniâtreté dans son siége contre la mort de l'être dont elle est la puissance; car, si l'ame n'est pas la parcelle même de la toute-puissance, divisée en autant de miracles qu'il y a d'êtres respirans, l'ame est un génie (1).

Le sang est l'élément de l'ame, ou au moins en est le soutien qui lui convient; mais cette ame est accompagnée d'un principe galvanique qui fait l'ame organique, laquelle a son effet sur tous les agens principaux de la machine humaine: c'est le gaz provenant de la digestion des alimens qui sert à la reproduction du principe galvanique. C'est par cette raison que le cerveau puise sans cesse dans la nature; et, dès que les fonctions de l'estomac cessent, le cerveau aussi cesse son action, alors l'esprit vital se dilate ou se perd plus ou moins sensiblement.

Si ce même gaz, par une cause quelconque et sans avoir produit son effet, est repoussé par le principe vital, il cause des douleurs dans les articulations, les jointures, etc., et si par l'irritation qu'il produit il vient à se faire seconder avec violence du principe galvanique, et si ce principe tombe sur le cœur, les bronches ou sur les poumons, non seulement alors il en arrête le mou-

---

(1) Génie qui apparait dès que la matère s'anime.

On ne saurait croire au mécanisme seulement; car, quelque parfait qu'il soit, *il n'aurait plus rien de sublime.*

vement et introduit l'inflammation dans le sang, non seulement la tête perd sa force vitale, et les pulsations finissent; mais la mort s'en suit.

DE L'AME.

Flatter l'ame, c'est plaire à la nature et peut-être à Dieu même; la tourmenter n'importe par quoi, c'est travailler à sa propre destruction, et c'est ce que chacun sait plus ou moins par expérience, par les vicissitudes qui produisent les mêmes effets.

DE SON SIÉGE.

L'ame ne veut régner que dans la tête où elle a fixé son siége, d'où, semblable au soleil qui étend sa réverbération sur nous, elle répand ses bienfaits sur toute l'étendue de l'être, tandis que, si elle est contrariée dans son siége, elle semble ordonner avec majesté au principe galvanique d'agir en maître absolu et de détruire... quelquefois avec l'effet de la foudre; en même temps elle se dilate et abandonne sa créature.

QUESTION

Sur le Cholera-Morbus.

Donc, quant au cholera-morbus, il reste à savoir si c'est l'émanation qui agit comme poison sur les agens principaux, ou si elle se met en opposition avec le principe vital, ou bien si c'est le principe galvanique qui se porte sur le cœur, les poumons, etc., et y fixe le sang, ou au contraire si c'est l'émanation qui l'attire à elle et la dilate, ce qui changerait nécessairement le traitement ; et au lieu de commencer par des lavemens et des frictions, il faudrait s'occuper de retenir ce principe dans son siége par une substance qui le favorisât d'une manière spéciale, substance qu'on pourrait trouver dans les fluides animaux, mais non pas dans les huiles Cajeput véritable, ou *chlorurées*, ni dans l'essence de la salsepareille ; *si jamais cette dernière plante venait à produire de l'essence....*

Quant au remède à l'herbe *sainfoin*, aux pommes-de-terres...., au saindoux, etc., tel qu'il est indiqué dans le Constitutionnel du 5 septembre 1831, c'est autre chose : il est ordonnancé par une Dame, née près les rives du Gange, laquelle, dit le même journal, vient de l'adresser aux grandes Puissances du Nord, uniquement par humanité, pour les préserver du cholera-morbus. Ce remède est tel que j'y joindrai volontiers un oignon et un peu de persil ; si cela pouvait à l'avenir garantir ces Puissances de la contagion du mal, du cholera-morbus.

Les frictions faites avec un amalgame de *vinaigre*, d'*esprit de vin*, d'*ail*, de *moutarde*, des *cantha-*

rides, de *camphre* et de *poivre*, doivent évidemment avoir quelques propriétés réactives contre le cholera-morbus; mais de telles frictions seraient plus funestes qu'efficaces, si elles n'étaient pas secondées par une forte chaleur qui maintienne les pores du cholérique dans une dilatation continuelle. Dans tous les cas, c'est un remède très-virulent qui ne serait pas sans de graves inconvéniens, si on l'étendait sur tout le corps, et c'est aussi ce que l'auteur du remède aura compris en n'en ordonnant l'application que sur les mains et les jambes.

On peut remarquer d'ailleurs que ce n'est que la crise et l'incertitude de ne connaître un remède qui puisse agir comme réactif contre le cholera-morbus, et par conséquent laquelle des substances réunies serait la préférable ou la bonne, qui ait pu faire inventer ce remède judaïque; car un remède ordinaire et non moins énergique, mais qui toutefois est bien moins répugnant, ce serait de prendre un litre d'esprit de vin, et y mettre deux gros d'huile d'amandes douces, l'agiter un moment, puis y ajouter deux gros de camphre, et dès qu'il serait dissous, d'y joindre deux onces d'acide acétique. On s'en frictionnerait les bras, les jambes, ainsi que la surface du dos. Mais, avant d'en frictionner cette dernière partie, il faudra auparavant l'avoir fait avec de l'huile d'amandes douces. De même pour les bras et les jambes;

mais ces deux dernières parties chaque fois seulement après la susdite friction.

On boira du bon bouillon gras, dans lequel on aura mis un morceau de veau et une demi-gousse d'ail. Au moment de le prendre, on coupera ce bouillon avec un tiers de bon vin, on se tiendra chaudement, et l'on transpirera. Dans la journée, on peut donner au malade du thé un peu fort et bien sucré.

APPLICATION.

Des frictions sur tout le corps, les bras et les jambes, d'une préparation qui à la fois est extrêmement *lénitive* et non moins *tonique*, plus, *qui donne au sang*, en l'empêchant de se décomposer, *une chaleur persistante*, sans l'irriter, et qui tienne les pores dans un état naturel de dilatation (1). Un tel remède doit être un puissant stimulant pour combattre cette maladie et pour en arrêter les ravages; mais si, comme je l'ai fait remarquer, ce principe était favorisé par une cohérence quelconque qui en augmentât l'activité pour le détourner de son siége, ces frictions ainsi que les bains, etc., etc., ne suffiraient point : le moyen indiqué plus haut serait évidemment le seul, et deviendrait infaillible sans doute, s'il était aidé

---

(1) Réunir toutes ces vertus en une seule et même préparation, est assez difficile, mais non pas impossible à ces expériences : j'ai sacrifié des valeurs et des années avant d'avoir réussi.

par l'effet des frictions d'une vertu telle que la préparation mentionnée ci-dessus.

EXPÉRIENCE.

J'ai plus d'une fois, sur mon propre corps, fait des expériences touchant le principe vital ; je voulais savoir ce qui agissait plus ou moins sur lui, et d'où pouvait provenir cette taciturnité ou cette sombre mélancolie qui s'empare de certains individus ; je voulais savoir, dis-je, si, sans affectation ni sans cette nécessité urgente au besoin journalier qui excepte tout, on pouvait d'une manière naturelle se plonger dans l'ennui et l'abattement, et à cet effet, une fois entr'autres, j'ai poussé si loin mes expériences que j'ai failli expirer... Dans cet état de choses il fallait exciter la vie, c'est l'expression du docteur ; ce que je fis en effet, et pour cela je pris successivement plusieurs frictions d'un composé bien simple, mais que je savais pouvoir produire un excellent effet sur les fluides (1). Je ne le dissimulerai pas, ce n'est qu'au moment où le principe vital et ce gaz remontaient dans leur siége que je me sentais et me voyais renaître ; et étonné autant que satisfait de mon expérience, je ne pouvais m'empêcher de sourire ; mais, après l'épreuve et un moment de réflexion, je me suis dit très-sérieusement sans doute, rela-

(1) Voir plus bas l'article sur les douleurs.

tivement à ce qui *agit*, *plait* ou *déplait* directement au principe vital, que c'était encore une étude à faire, et qui fixera un peu plus tard l'attention de la faculté de Médecine, attendu que cette connaissance pourra servir de base ou de guide à bien des traitemens, et pourrait même, si je ne me trompe, exercer une salutaire et radicale réforme sur certaines préparations; mais, comme cette connaissance ne peut s'acquérir que par l'expérience, et sans aucune manipulation de drogues, son développement sera long, à l'avantage de Messieurs les pharmaciens.

Enfin, c'est après un grand nombre d'essais divers que je désirerais aller étudier aussi le cholera-morbus; mais pour cette fois aux frais du gouvernement ou de quelques sociétés philantropiques dont j'entends parler depuis si longtemps avec plaisir.

Je dépose aujourd'hui humblement au pied du trône de Sa Majesté une supplique tendant à me faire envoyer aux lieux où la contagion morbifique exerce sa funeste influence, et continue ses ravages en enlevant par jour dans une seule ville jusqu'à soixante-dix personnes (1), et depuis des nouvelles plus récentes, jusqu'à cinq à six cents.

D'après l'*indication du rapport même des médecins*

---

(1) Les personnes qui lisent les journaux n'ignorent pas ces nouvelles désastreuses.

et les essais que j'ai faits, je crois avoir des données sûres contre la contagion; je désirerais en conséquence aller administrer de mes propres mains l'antidote à ceux dont l'état aurait fait reculer les médecins les plus résolus.

En attendant, je crois que la contagion n'est pas dans le sang, où la cherchait le commissaire envoyé par le Gouvernement français; l'expérience qu'il fit à cet effet n'est pas moins un acte de courage qui lui fait honneur; mais je crois que la contagion est uniquement dans l'émanation pestilentielle, et que la seule idée qu'elle y existe, étant près des cholériques, peut avoir son effet et donner accès à une maladie ayant les mêmes symptômes, et qui soit non moins funeste que celle produite par le cholera-morbus, alors même qu'il n'y aurait point eu de danger : il y a beaucoup plus à redouter du contact; et cependant je suis prêt, si le Roi des Français daigne me choisir, à m'offrir, dans l'intérêt général et avec le courage des commissaires français, à l'essai le plus concluant, en passant une nuit *couché dans le même lit qu'un cholérique.*

DE LA DOULEUR

La plus cruelle.

La douleur la plus cruelle est sans contredit celle qui est produite par l'effet de la GOUTTE. Pour la traiter, il existe plus de mille manières sans doute ; mais pour dompter cette goutte si redoutable et s'en débarrasser (1), il n'est qu'un seul moyen, c'est de rétablir l'équilibre de la machine humaine par la valeur spécifique des fluides et leur libre jeu : cette manière est la bonne, mais la plus difficile à fixer. En effet, ce n'est qu'après une bien constante et bien longue investigation, que je suis parvenu à rendre l'*anti-arthritique* capable de produire enfin cet heureux effet ; et, il faut l'avouer, je n'ai complètement réussi qu'après l'avoir purgé de la dernière parcelle de drogue médicamenteuse que j'ai reconnu y être plus nuisible qu'efficace, et cela s'explique ; car, *employé en frictions sur tout le corps, les bras et les jambes, sans égard où siège la douleur*, l'ANTI-ARTHRITIQUE, ne passant pas au digesteur, exigeait une préparation d'une excessive subtilité et pureté, comme aussi un accord parfait avec la nature, pour avoir une influence réellement salutaire, aussi prompte que radicale.

Ce qui prouve son efficacité au plus haut degré, c'est que, lorsqu'on a une inflammation intestinale et la langue sèche, ou chargée de bile, ou de mucosité jaunâtre, la plus dégoûtante, après deux frictions de l'*anti-artrhitique*, telle qu'il est

---

(1) Je m'explique ainsi, afin que chacun puisse me comprendre.

indiqué dans cette esquisse, en même temps qu'on ressent ses bons effets, la langue devient belle, et se montre couverte d'une salive abondante et saine, ainsi qu'on l'a quand on jouit d'une parfaite santé: ce qui dès-lors est une preuve incontestable de l'heureuse influence de l'*anti-arthritique-Liéber*, et du plus heureux présage pour le prompt rétablissement du malade.

L'auteur engage le corps médical à en faire des essais dans les hôpitaux principalement, parce qu'il est certain d'avance qu'en soumettant les malades, sans exception, à une seule ou à deux au plus de ces frictions, les médicamens administrés auraient infiniment plus d'action, parce que *l'anti-arthritique* en ranimant l'esprit vital a pour première vertu celle de maintenir, et, en quelque sorte, de régulariser les pulsations; il l'engage donc instamment à faire ces essais, afin que chaque membre en particulier puisse reconnaître et constater sa vertu, et transmettre immédiatement et successivement à M. le ministre de l'Intérieur (1) son rapport à ce sujet; cela effectué, l'auteur, dans l'intérêt général, fera connaître la composition de ce procédé, qu'il devrait appeler unique, et qui, quoique long à préparer, est de la plus grande simplicité, mais non susceptible d'être, au moyen

(1) C'est le ministre qui est chargé de protéger l'industrie française. (Note de l'imprimeur.)

de l'analyse, décomposé dans toutes les parties; et reproduit par une main étrangère aussi efficacement (on pourrait peut-être dire qu'alors il serait nuisible), cette main fût-elle des plus habiles, cela, par le fait d'une combinaison.... et d'opérations particulières ou secondaires dont le rafinement indispensable ne pouvait s'obtenir qu'après une très-longue méditation, et même, *n'en déplaise à personne*, une inspiration plus heureuse.

L'auteur se réserve l'avantage de l'expliquer après un nombre suffisant de rapports favorables ou opposés.... qu'il sollicite, et, au besoin, provoque plus dans l'intérêt public que dans le sien propre; cependant, attendu que depuis vingt ans il a sacrifié plus de cent mille francs à des expériences auxquelles le Gouvernement *n'a jamais eu l'occasion* de participer en rien, et que d'ailleurs le patient, et surtout celui qui a épuisé tout ce que l'art pouvait lui prescrire, souffre toujours plus ou moins, ou qu'il est dans la cruelle attente d'un paroxisme nouveau, peut-être plus véhément encore que les premiers, par cette raison il ne veut pas de délai; et l'auteur étant certain de remplir son but (1), et le vœu de tous, il leur indique son *anti-arthritique*, AINSI QU'A TOUS CEUX QUI

---

(1) Déjà on a eu l'avantage d'adresser quelques attestations honorables à cet effet à M. le ministre de l'Intérieur.

VOUDRAIENT SE PRÉSERVER, OU QUI SERAIENT ATTEINTS DU CHOLERA-MORBUS, bien persuadé d'ailleurs qu'il a suffisamment payé le monopole, et acquis peut-être même, quant à la goutte, le droit plus exclusif de la traiter avec succès : c'est ce qui l'a engagé aujourd'hui à oser empiéter sur le terrain de l'Académie de Médecine..... et il espère bien qu'elle ne lui sera pas hostile, tant parce qu'il ne saurait lutter avec elle, que parce qu'elle n'ignore pas sans doute que *l'anti-arthritique* a déjà été favorable à plusieurs médecins personnellement.

L'auteur n'a pas la prétention de marcher sur ses traces; mais seulement par sa nouvelle méthode il désire remplir une lacune qui existe depuis long-temps. Cette partie de la Médecine a été jusqu'ici *cultivée sans fruit*, et, continuons de le dire toujours avec cette franchise qui caractérise la bonne foi, cela n'a vraiment rien d'étonnant; car l'homme, vécût-il mille ans, serait mille ans susceptible d'apprendre, tant la source de la science est profonde : c'est aussi ce que MM. les Médecins savent bien, et ce qui doit leur faire repousser toute idée de gloriole, de vanité. En présence des avantages que je leur signale, ils ne pourraient hésiter un seul instant, dussent-ils commencer par les personnes les plus languissantes, dont l'œil terne et triste ne laisse plus d'espérance à l'art médical, et dont les parens sont également sans espoir, et voudraient pourtant encore les conserver. Par une telle conduite, les hommes éclairés se rendront doublement dignes de la considération, de l'estime publique et de la reconnaissance de l'auteur.

Liéber, chimiste.

ANTI-ARTHRITIQUE.

Manière de l'employer.

On en verse dans la paume de la main, et on se frictionne, deux fois par jour, tout le corps, les bras et les jambes, quel que soit le siége de la douleur.

Il faut continuer ces frictions pendant quelque temps ; dans ce cas, une seule suffit tous les jours, ou au moins tous les deux jours : on doit plus spécialement se frictionner aux jambes et à la surface du dos, et prendre tous les huit jours un bain, au degré de chaleur ordinaire ; mais dès qu'on y sera un moment, on doit en augmenter la température à chaque quart d'heure jusqu'à ce qu'on y transpire.

Si la douleur est extrêmement vive et cuisante, et paraît opiniâtre et bien grave, on prend jusqu'à deux bains par jour, soir et matin, et on se frictionne avec l'*anti-arthritique*, avant et après chaque bain, ensuite on frictionne encore, tous les quarts d'heure, la partie affectée, puis on la couvre d'un linge imbibé de cet *anti-arthritique ;* on prendra de préférence du vieux linge, mais blanc de lessive, et on recouvrira ce dernier d'une et même de deux serviettes bien chaudes.

On mangera le moins possible, on boira peu de vin et pas du tout de liqueurs spiritueuses, mais souvent, dans la journée et même pendant la nuit, de la décoction pectorale, faite avec

4 onces raisins Corinthe,
4 onces jujubes,
4 onces dattes,

Sur un litre ou un peu plus d'eau, en y ajoutant proportionellement, après l'ébullition, du miel.

On continuera ainsi jusqu'à ce que la douleur soit vaincue et dissipée; ce qui, dans tous les cas, ne pourra jamais être bien long.

Pendant tout le temps de l'usage de l'*anti-arthritique*, on doit généralement s'abstenir de tout irritant; les adoucissans, les toniques non échauffans et les rafraichissans non acéteux sont préférables dans cet état.

Un bain, après quelques frictions de l'*anti-arthritique*, ne peut faire que du bien, parce que la partie persistante de cet *anti-arthritique* qui s'est attachée à la peau, ainsi que celle qui a pénétré par les pores, se dégagent alors, et se répandant dans l'eau rendent le bain doux et bien plus salutaire; cependant les bains ne sont pas de rigueur, si on ne fait pas un usage journalier de l'*anti-arthritique*, lequel donnerait seul trop de vigueur.

Si l'auteur recommande impérieusement, surtout aux personnes d'une faible constitution, un usage un peu suivi de cet *anti-arthritique* et un régime moyen sans excès d'aucune sorte, ce n'est pas à cause de la douleur momentanée qu'on peut éprouver, et que l'*anti-arthritique-Lieber* dissipe promptement, quand même on n'en frictionnerait que la partie douloureuse (à moins de gravité, ainsi que je l'ai dit plus haut), mais c'est afin de rétablir les fluides, et d'obtenir par ce moyen une santé parfaite et d'une longue durée.

L'expérience et le temps prouveront que toute personne qui prendra une seule friction de l'*anti-arthritique* par mois, ou un bain dans lequel on en aura répandu la contenance d'un bon verre (1), n'aura jamais de crispations de nerfs, ou si elle en avait, elles ne pourraient être produites que par une bien grande irritation; mais, en raison de l'usage de l'*anti-arthritique*, l'effervescence du sang ne pouvant être aussi forte, elles seraient tellement dégénérées et si faibles, qu'elles ne seraient presque pas ressenties, et qu'une seule friction de

(1) Des bains ainsi préparés feront les délices de nos petites maîtresses par la douceur et la souplesse qu'ils donnent à la peau; et par leur efficacité concernant la santé, on ne saurait trop en recommander l'usage aux dames généralement.

l'*anti-arthritique* calmerait complètement et sur-le-champ.

Elle n'aura ni douleurs rhumatismales, ni de jointures, ni la goutte, et ne saurait devenir paralitique à aucun des membres, ni à aucune autre partie du corps.

On pourra ajouter ici, sans faire tort à personne, qu'une découverte aussi importante pour le bien de l'humanité, ne fût-elle que le travail d'un seul jour, n'aurait sans doute pas moins de mérite aux yeux de tous ceux qui seront à même d'en reconnaître la valeur, surtout par l'effet même; mais l'hypothèse d'un tel succès dans un si bref délai est d'autant moins admissible, que toutes les substances, fruits ou fleurs, qui composent *l'anti-arthritique-Lieber* ont subi de nombreuses expériences tant dans leur ensemble que séparément, et ont nécessité le plus grand raffinement; *l'anti-arthritique* est, je me plais à le redire, le résultat pénible de plus de vingt années d'une constante investigation en expériences.

Deux mots

SUR LE SANG.

Le sang, dit-on, circule constamment dans les veines, et, s'il cessait de circuler, on cesserait d'exister ; sans doute le sang circule dans les veines, mais ne circule que suivant le degré de chaleur et de force vitale du cœur, qui le repousse, et en fait le mouvement plus ou moins continuel ; mais comme l'eau de la mer, qui certainement n'est pas une masse d'eau pour former une mer tout bonnement, mais pour servir d'élément à ses habitans, et comme l'air, qui est l'élément des hommes et de leurs co-habitans, et qui n'est pas moins d'une utilité indispensable aux poissons, de même l'eau nous est précieuse, et les uns et les autres de ces élémens sont d'une utilité si indispensable qu'ils ne font pas que ma seule admiration.

A bien réfléchir, le sang ne pourrait-il pas être l'élément servant à la circulation subtile du principe vital ; la moëlle des os qui ne circule pas, est bien l'élément qui sert de régulateur à la circulation du principe galvanique, je veux dire à son effet.

Ici viendrait naturellement le chapitre sur les saignées imprudemment faites, lesquelles sont dans certains cas indispensables ; mais raisonnablement ne doit-on pas les passer sous silence toutes et surtout celles qui jusqu'à présent n'auraient été faites que faute d'un meilleur moyen pour arrêter l'effervescence du sang.

Que des observateurs plus habiles me prouvent le contraire, et je leur dirai : Assurément encore, quoi qu'il en soit, les principes galvanique et vital, de même que la température qui fait descendre et remonter le mercure du baromètre, ont encore leur action sur les muscles ainsi que les fonctions. Comme il est également constant, ainsi que je l'ai déjà dit, que tant que la qualité du sang est douce, consistante et pure, ni l'un ni l'autre de ces principes ne produisent un mauvais effet : cependant ces principes s'altèrent ou plutôt se perdent avec le grand âge, suivant l'ordre des choses humaines ; que, si jusque-là on a le soin de bien se conserver, on meurt malgré le plus beau sang sans doute, mais au moins on ne meurt pas martyr, je veux dire avec des souffrances cent fois plus cruelles que la mort elle-même. Mourir, comme on l'appelle, de la belle mort, c'est s'éteindre comme une lampe, dans laquelle il y a bien encore de l'huile, mais plus de mèche, autrement c'est mourir avant le temps marqué dans le principe par la nature, et ce qui n'arrive malheureusement que trop souvent ; et cependant il n'est pas vrai, je le soutiens dans l'intérêt des cholériques et en dépit des gazettes allemandes, que le choleramorbus soit un de ces fléaux du ciel, mais l'effet d'une cause (1). Enfin, lorsque je serai au milieu

---

(1) Les masses de cadavres qui depuis si longtemps et en face des peuples civilisés... tombent sous les nombreuses bayonnettes du grand colosse ainsi que par l'infatigable bravoure des Polonais, et qui sont laissées çà et là, pourraient bien encore faire augmenter

d'eux, j'espère au moins le leur prouver victorieusement.

J. LIÉBER,

Enclos de la Trinité, n°. 50, à Paris.

CONCLUSION RATIONELLE.

On se rappellera que j'ai fait remarquer que les remèdes cités, y compris celui que j'indique, ont tous quelque chose de plus ou de moins fatigant pour la nature. C'est un inconvénient qui prouve leur peu de perfection.

L'ANTI-ARTHRITIQUE, au contraire, n'en a aucun (quelle que soit la personne qui s'en serve), parce qu'il agit plus directement sur les fluides, et que sa cohérence leur convient.

Que les personnes qui l'emploient, ne fassent pas moins usage de l'eau animalisée. L'auteur distille sur des fluides animaux une eau qu'il a reconnu, d'après un grand nombre d'expériences, convenir le mieux à l'esprit vital.

---

l'intensité de l'émanation pestilentielle..... Une telle reflexion devrait cependant, il me semble, faire rentrer l'épée au fourreau d'un monarque, qui alors par cela même qu'il serait plus généreux, n'en serait que plus grand, et les feuilles étrangères aussi qui avaient tué Sa Majesté, au profit de quelques spéculateurs de la rente, sauraient probablement la faire ressusciter dans la personne de Nicolas.

Il suffit d'imbiber dans cette eau un linge fin, de se laver le matin et le soir la figure ; non seulement elle est salutaire, mais elle a la vertu d'adoucir parfaitement la peau et de la blanchir sans la farder.

PRÉPARATION SECONDAIRE.

Les jours où l'on ne fera pas usage de l'*anti-arthritique*, on pourra, avec quelque succès, verser dans la paume de la main une cuillerée du vinaigre sanitaire, indiqué ci-dessous, de l'acide acétique, de l'alcool de vin et du suc de vanille.

PRIX :

Anti-arthritique, un flacon..... 6 f.
Eau animalisée, un flacon..... 5
Vinaigre sanitaire, *idem*....... 1 50 c.

Conformément à la loi, cinq exemplaires ont été déposés à la Direction de la librairie.

Nota. Comme la fabrication de toutes ces compositions ne laisse pas que d'être très-coûteuse, et qu'il faudrait, en cas d'invasion de la maladie, comme le dit bien le journal Tricolore, pouvoir s'en prémunir en quantité suffisante à temps, l'auteur intéresserait un bailleur de fonds dans cette opération, ou donnerait un intérêt, suivant la mise de fonds, à toutes autres personnes qui voudraient le seconder.

AVIS.

DISSOLUTION DE SOCIÉTÉ.

La Société que le sieur LIÉBER, chimiste, avait contractée avec Madame D....... pour la fabrication du nouveau Vinaigre sanitaire, est et restera dissoute.

Mad. D......., étant sous la puissance de son mari, ne peut rien pour l'extension de l'opération sans le consentement chaque jour renouvelé de ce dernier; et attendu que l'auteur n'entendait traiter qu'avec une seule et même volonté (quoiqu'en deux personnes), et possédant les fonds nécessaires à cet effet, il a consenti à tous les sacrifices exigés par les deux époux pour dissoudre la société. — Mad. D....... n'a pas le procédé de ce nouveau vinaigre, ni par conséquent le droit de le fabriquer ou de se prévaloir d'aucune des pièces en appui.

Enfin, pour prévenir toute erreur, le lecteur est averti que le VÉRITABLE VINAIGRE SANITAIRE-LIÉBER est renfermé dans des flacons portant ce titre, ainsi que son cachet en toutes lettres, et qu'un prospectus signé de sa main y est joint, de même les attestations qui suivent :

ATTESTATION DU Dr. J. L. MICHU.

Médecin de la Faculté de Paris, ancien professeur de médecine et de physiologie, médecin dans le quatrième arrondissement, membre fondateur de l'Académie royale de Géagraphie, du Cercle médical, de la Société médico-pratique de Paris; auteur de divers ouvrages; correspondant de plusieurs académies littéraires et médicales, nationales et étrangères, etc.

Je soussigné certifie que les substances qui entrent dans cette préparation, la rendent très-utile pour la toilette des dames; qu'étendue dans l'eau elle peut être employée en injections, et préserver des fleurs blanches en même temps qu'elle entretient dans un état de fraîcheur et de santé parfaite les organes qui en réclament l'usage : ce qui porte le soussigné à la revêtir de son approbation, et à la recommander comme une chose réellement utile.

Signé Michu.

ATTESTATION DU Dr. LEMOINE.

Je, soussigné, docteur en médecine de la Faculté de Paris, chirurgien major du régiment des cuirassiers de la Reine, et membre de plusieurs sociétés de médecine, certifie qu'ayant examiné avec soin les préparations du nouveau Vinaigre de M. Liéber, chimiste, j'ai reconnu, par le résultat de plusieurs expériences, que les effets en sont tels qu'ils sont annoncés par le prospectus. Voulant rendre justice à l'auteur, je me plais à recommander cette préparation comme supérieure à tout ce qui a paru, et à la revêtir de mon approbation.

Signé LEMOINE.

Vu pour légalisation de la signature de M. Lemoine.

Signé, le sous-inspecteur aux revues, pour M. Froide-Fond de Florian,

CORDAY.

LE même auteur vient de dédier à la REINE DES FRANÇAIS un nouveau Composé suave pour l'entretien des cheveux, et auquel il a donné le nom de *Brillant-Végétal*, parce que ce composé est en partie tiré des végétaux, et qu'il tient les cheveux bien plus lisses que la pommade connue jusqu'à ce jour, et leur donne un beau brillant.

ÉPIGRAPHE.

D'un heureux résultat de plantes et de fleurs
Ce *Brillant-Végétal* vous offre les faveurs;
Il va prêter son charme à votre chevelure :
De l'eau génératrice ainsi croît la verdure.
Et par un tel effet, sans être aussi divin,
Il conviendra, je pense, à tout le genre humain.

J. L.

A partir du 25 septembre 1831, on pourra se procurer ce Composé suave chez Mlle CASAUBON, fleuriste, rue St.-Denis, n°. 293,

Ainsi que chez M. Chaumont, marchand de nouveautés, rue de Valois, passage de la Cour-des-Fontaines, n°. 1, à Paris.

Prix de chaque pot.......... 3 fr.

FACILITÉ PUBLIQUE.

Pour la facilité du public, le sieur Liéber a établi un dépôt de son Esquisse, passage Colbert du côté de la rue Vivienne, comme étant situé au centre de Paris, et où, sur une toile noire et en lettres blanches, on lit CHOLERA-MORBUS.

On est prié de payer chaque exemplaire 2 fr., ce qui, à la vérité, est un peu cher pour deux feuilles de papier d'impression et la couverture. L'auteur le vend ce prix pour recouvrer en partie différens frais, et afin de ne pas être obligé de les répartir sur ses Préparations, et d'en augmenter le prix.

Les personnes qui auraient à parler à l'auteur voudront bien avoir la bonté de lui écrire d'avance, en adressant leurs lettres *franco* :

A M. Lieber de Thann, *chimiste, à Paris.*

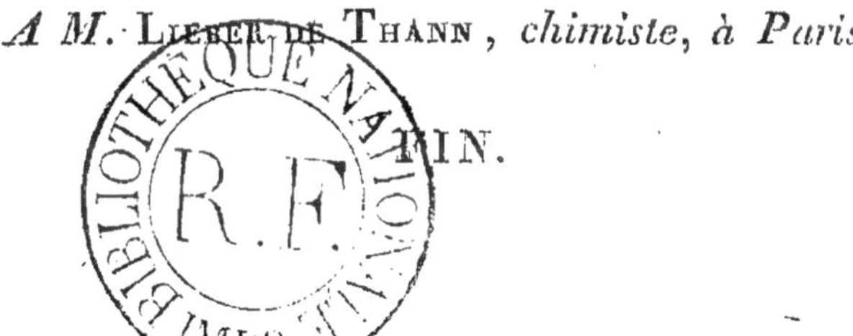

FIN.

www.ingramcontent.com/pod-product-compliance
Ingram Content Group UK Ltd.
Pitfield, Milton Keynes, MK11 3LW, UK
UKHW020422220726
13923UKWH00005B/2109